SUR DEUX CAS DE GROSSESSE

EXTRA-UTÉRINE INTRA-LIGAMENTAIRE

OPÉRÉS AVEC SUCCÈS

PAR

M. LE DOCTEUR H. DURET

EX-CHIRURGIEN DES HÔPITAUX DE PARIS

PROFESSEUR DE CLINIQUE CHIRURGICALE

MEMBRE CORRESPONDANT DE L'ACADÉMIE DE MÉDECINE

LILLE

IMPRIMERIE H. MOREL, RUE NATIONALE, 77

—

1906

SUR DEUX CAS DE GROSSESSE

EXTRA-UTÉRINE INTRA-LIGAMENTAIRE

OPÉRÉS AVEC SUCCÈS

PAR

M. le Docteur H. DURET

EX-CHIRURGIEN DES HÔPITAUX DE PARIS

PROFESSEUR DE CLINIQUE CHIRURGICALE

MEMBRE CORRESPONDANT DE L'ACADÉMIE DE MÉDECINE

LILLE

IMPRIMERIE H. MOREL, RUE NATIONALE, 77

1906

SUR DEUX CAS DE GROSSESSE EXTRA-UTÉRINE INTRA-LIGAMENTAIRE

OPÉRÉS AVEC SUCCÈS (1)

Parmi les variétés, si nombreuses, de *grossesses extra-utérines*, il en est une, jusqu'à présent peu étudiée, la grossesse extra-utérine INTRA-LIGAMENTAIRE, ou SOUS-PÉRITONÉALE.

Il faut se garder de la confondre avec la grossesse *interstitielle* ou *tubo-utérine*, mieux connue, dans laquelle l'œuf se développe dans la partie de la trompe, qui traverse la paroi utérine.

Il existe, cependant, une étude assez complète de Jayle et Delherm, dans la *Revue de Gynécologie* de 1900, sur les grossesses extra-utérines *tubaire* et *intra-ligamentaire* : mais, il n'est question que de *leur évolution* APRÈS LE 5e MOIS.

Ces auteurs relatent, parmi les *formes intra-ligamentaires*, les cas de Pozzi, de Voigt, de Frommel (2 faits), d'Oliver (2 faits), de Breisky, de Matlokowsky, de Le Bec, et celui, très intéressant, qui leur est personnel, où la grossesse aurait atteint 16 mois, avant d'être opérée : en tout, 11 cas.

Comme conclusion, Jayle et Delherm disent : *qu'après le* 5e MOIS, ces deux variétés de grossesses (tubaire et

---

(1) Communication à la Société des Sciences médicales de Lille.

intra-ligamentaire) ne présentent plus, à un si grand degré de fréquence, les *dangers des premiers mois de la gestation*. Le fœtus arrive assez souvent jusqu'à terme, ou à peu près ; et s'il meurt, sa mort n'est pas ordinairement suivie d'acci-dents graves ; il y a même intérêt à attendre que la circulation placentaire soit *en voie de regression*, afin de mieux assurer les résultats favorables de l'intervention. Dans plusieurs cas, on a réussi à pratiquer l'extirpation totale ou sub-totale du kyste fœtal, et même à avoir un enfant vivant, qui survécut quelques semaines ou plusieurs mois.

Ce sont là des faits intéressants, et qui vont contre l'axiome formulé jadis :

Que *toute grossesse extra-utérine doit être opérée, dès qu'elle est diagnostiquée*. Il faudrait ajouter : *si elle donne lieu, dans son évolution, à des* ACCIDENTS GRAVES *ou* MENAÇANTS.

*
* *

C'est précisément cette nécessité d'une intervention plus ou moins hâtive, dans certains cas, qui impose la connaissance exacte des phénomènes pathologiques, qui *peuvent survenir* DANS LES CINQ PREMIERS MOIS DE LA GESTATION.

C'est dans cette première période, en effet, qu'on observe les accidents graves ; *après le cinquième mois*, il semble que la malade *ait doublé le* CAP *des tempêtes*.

Or, si nous avons des documents assez nombreux en ce qui concerne les diverses variétés de *grossesses tubaires* ou autres, ils sont beaucoup plus rares *sur l'évolution de la grossesse* INTRA-LIGAMENTAIRE, dans les PREMIERS MOIS.

Cette pénurie de notions précises nous a conduit à publier, en détail, les deux cas suivants, qui ont été l'objet d'interventions heureuses.

OBSERVATION I

Grossesse intra-ligamentaire au deuxième mois. — Accidents péritonéaux. — Ablation d'un hématome fœtal. — Guérison.

Au commencement de mars 1903, je donnais quelques soins pour des douleurs lombo-ovariennes, quelques irrégularités menstruelles, à une jeune dame âgée de 24 ans. Elle avait eu, deux ans auparavant, une grossesse, qui ne parvint pas à terme et se termina par l'accouchement, vers le 7e mois, d'un enfant mort-né. Depuis, elle avait toujours souffert, plus ou moins, dans le bas-ventre. Je portai le diagnostic, à cette époque, de légère *ovaro-salpingite droite,* suite d'une petite infection. — Le toucher bi-manuel révélait seulement que les annexes de ce côté étaient prolabées, peu volumineuses, et assez douloureuses à la palpation.

Le traitement consista en des pansements vaginaux, quelques calmants, des bains, et le repos.

Cette personne, qui habitait une ville du département, assez éloignée, revint seulement deux fois dans mon cabinet.

Je fus fort surpris, la troisième fois, quand je la vis arriver pour le pansement, à moitié courbée en deux, pâlie, les traits contractés, et se plaignant de souffrir violemment dans le bas-ventre. Le toucher vaginal me montra que la cause de cet état douloureux était sans doute dans une collection assez volumineuse, qui bombait dans le cul-de-sac latéral droit, et qui avait repoussé l'utérus du côté opposé. Tout cela était survenu dans la matinée, et après un voyage d'une heure et demie en chemin de fer. La collection était rénittente, plutôt que fluctuante : elle s'étendait un peu dans le flanc droit, au-dessus de l'arcade de Falloppe. Je crus à une collection purulente péri-salpyngienne ; et j'annonçai à la malade que j'irais, dès le lendemain, faire *une incision vaginale*, afin de la soulager et d'évacuer la collection. (1)

---

(1) La malade avait rendu quelques jours auparavant des débris de fausse membrane utérine ; on crut à une dysménorrhée membraneuse ; mais il fut reconnu, au laboratoire d'anatomie pathologique, qu'il s'agissait de fragments d'une *caduque utérine.*

Le lendemain, 10 avril, les dispositions étant prises, avec l'aide de deux confrères qui, du reste, avaient aussi fait l'examen gynécologique, nous incisâmes couche par couche le cul-de-sac postérieur, sur une étendue de 3 à 4 centimètres ; puis, avec le doigt, nous décollâmes les plans du côté droit, de manière à pénétrer dans la collection, et à en effondrer la paroi. Il ne s'écoula ni pus, ni sang ; et ma surprise fut grande quand je sentis que mon doigt pénétrait dans une masse solide, de consistance plutôt molle, se laissant facilement déchirer, écarter. Le palper bi-manuel indiquait pourtant une tumeur ovoïde, du volume des deux poings ; et nous crûmes définitivement à l'existence d'un réel néoplasme, occupant le ligament large. Il fut entendu que l'ablation en serait faite dans quelques jours, car je n'étais pas outillé ; et, la malade n'était pas préparée, pour une intervention extemporannée.

Le 15 avril, nous fîmes la laparotomie médiane.

Nous constatâmes, que l'utérus était repoussé à gauche, par une *tumeur* occupant son flanc droit, et *sous-péritonéale*. De ce côté, impossible de distinguer les annexes, confondus avec la masse morbide, d'une consistance assez ferme. Au contraire, à gauche, la trompe et l'ovaire étaient absolument sains et libres.

Autour du néoplasme, il n'y avait pas d'adhérences de l'intestin ; seule, l'extrémité de l'épiploon avait contracté quelques adhérences molles, facilement décollables.

La tumeur plongeait profondément dans le pelvis, par son pôle inférieur.

Nous plaçâmes, assez aisément, une longue pince-clamp de Doyen entre elle et l'utérus ; nous en mîmes une seconde en dehors, entre elle et la paroi pelvienne. Puis, les parties furent sectionnées en dehors des clamps ; et, nous parvînmes à séparer les deux tiers inférieurs de la tumeur du tissu cellulaire pelvien, et à l'extirper. Des ligatures à la soie remplacèrent les clamps ; on plaça un drain abdomino-vaginal, qui vint ressortir par l'incision faite quelques jours auparavant au vagin, et par la vulve.

Suites opératoires excellentes ; guérison en trois semaines.

La pièce enlevée fut portée au laboratoire d'anatomie pathologique, pour être examinée en détail : malheureusement elle fut égarée.

Nous en avions pratiqué la section après l'intervention. Elle était constituée par une masse fibrineuse gris-rougeâtre, un peu feuilletée, ayant tout à fait l'aspect de celle qu'on rencontre dans les vieux anévrysmes : son volume était celui d'un gros œuf de dinde, et sa partie sous-péritonéale tomenteuse, comme si elle avait été infiltrée dans un espace celluleux. Aucun des quatre médecins présents n'eut de doute sur sa nature. Il nous fut impossible, dans ce rapide examen, de distinguer la situation de l'ovaire et de la trompe.

Observation II

Grossesse intra-ligamentaire de 3 mois. — Accidents douloureux. — Ablation d'un hématome fœtal et d'un kyste séro-sanguin volumineux. — Pyo-nephrose et calcul ramifié. — 2e intervention. — Guérison.

Mme M..., 35 ans.

Antécédents (transmis par le Dr Druon). — Réglée à 14 ans, toujours normalement. Mariée à 23 ans ; un enfant à 24 ans. A 27 ans, perte de 3 mois ; hémorrhagie abondante ; curettage évacuateur. A la suite, endométrite, pour laquelle pansements vaginaux et intra-utérins. Guérison. Règles normales ; légère leucorrhée post-menstruelle. — A cette époque, s'établit dans *le flanc et la région lombaire gauches,* une douleur sourde à exacerbations assez fréquentes, attribuée à des névralgies (?). La malade remarqua, que ses urines de la nuit avaient, le matin, une odeur nauséabonde, et que, lorsqu'elle se fatiguait et marchait plus que d'habitude, elles devenaient foncées, presque noires. Peu à peu, cet état s'améliora ; mais les douleurs persistèrent.

A 30 ans, perte de 2 mois 1/2. A cette occasion, la malade parle de ses douleurs de reins, et il est constaté alors une sensibilité assez vive à la pression, dans le *flanc gauche,* avec légère tuméfaction sous les fausses côtes. En même temps, on constate un peu de sensibilité des annexes gauches ; pansements vaginaux.

A 32 ans, un enfant ; couches normales.

A 34 ans, les urines deviennent très odorantes, ammoniacales avec glaires, très abondantes, floconneuses ; légère polyurie (2 litres) ; pas de pollakyurie, même nocturne.

Traitement : eau de Vittel, 1 litre par jour ; lait, salol, helmitol ; lavages de vessie. Après 1 mois 1/2, guérison.

A 35 ans (1905), toujours réglée normalement ; bonne santé. *Dernières règles normales le 15 mars.*

Vers le début d'avril, elle se plaint dans le bas-ventre. *Les règles du 12-15 avril font défaut.*

Les douleurs s'accentuant, on pense à un début de grossesse.

La malade fait la réflexion : « Ça peut être ; mais je n'ai jamais souffert ainsi dans mes grossesses précédentes ». Malaise général. Pas de vomissements. Picotements dans les seins. — A l'examen, on constate une douleur assez vive à la pression dans la fosse iliaque gauche, mais rien d'autre.

Au début de mai, léger écoulement de sang, qui persiste 1 jour 1/2, peu abondant.

14 mai. — La malade est prise, dans la nuit, d'une violente crise de douleurs dans l'*hypochondre droit ;* irradiations vers l'épaule ; nausées, vomissements ; la région hépatique est sensible ; on pense à une attaque de coliques hépatiques (morphine) : mais consécutivement, pas d'ictère (peau et urines), ni de décoloration des selles.

Le ventre semble grossir un peu, surtout à droite.

Vers la fin de mai, apparaît à droite, semblant être superficielle, une tuméfaction de la grosseur d'une petite pomme, dure, sensible, mobile. Les culs-de-sac vaginaux sont sensibles, et le gauche paraît un peu distendu ; l'exploration est très douloureuse. Vers la même époque, écoulement de sang noirâtre, peu épais, durant quelques jours à peine.

En même temps, les urines redeviennent odorantes et floconneuses.

Le médecin traitant pense, dès lors, à une *grossesse tubaire* et demande une consultation.

État actuel. — *13 juin.* — Nous voyons la malade, pour la première fois, avec le Dr Druon.

Mis au courant des antécédents par notre confrère, et après examen, nous confirmons le *diagnostic de grossesse extra-utérine.*

En effet, à DROITE, au-dessus de l'arcade de Fallope, on voit et on constate, par le palper abdominal, une tuméfaction du volume du poing, de consistance assez ferme, mobile, qui soulève la paroi abdominale. Au dire de la malade et de notre confrère, elle a grossi très rapidement ; et, en huit ou dix jours, elle a fait des progrès très notables. Le bas-ventre, dans toute sa partie sous-ombilicale, paraît saillant, volumineux. Il offre de la matité dans tout le flanc GAUCHE jusqu'à l'ombilic, de la rénittence ; et, nous nous demandons s'il ne s'agit pas d'un kyste ou d'une collection, compliquant la grossesse extra-utérine. Mais il est très difficile de se prononcer, la tuméfaction étant un peu diffuse à gauche. Les deux culs-de-sacs vaginaux sont distendus, rénittents, *aussi bien à gauche qu'à droite*. Impossible de reconnaître, par le palper bi-manuel, la position du corps de l'utérus.

La malade est transférée à la maison Saint-Raphaël, et après quelques jours de repos et d'observation, elle est opérée le 21 juin, avec l'aide des docteurs Druon et Besson.

Opération. — L'incision de la paroi fut poursuivie jusqu'à deux travers de doigts au-dessus de l'ombilic. Derrière, on vit une poche, à paroi d'une extrême minceur, à travers laquelle on apercevait un liquide sanguinolent. Elle occupait toute la région sous-ombilicale à gauche, au milieu, à droite, *où elle se continuait avec une tumeur ovoïde, du volume du poing, de consistance plus dure*. C'était cette masse dure qu'on avait perçue au-dessus de l'arcade de Fallope *droite*, par la palpation abdominale. On ne pouvait distinguer ni l'utérus, ni les annexes droites ou gauches. En haut, la poche adhérait à l'épiploon et à des anses grêles. En essayant de séparer cette mince poche de ses adhérences, elle se rompit, et laissa écouler de tous côtés un flot de sérosité fortement sanguinolente. On peut évaluer à 1 litre 1/2 à 2 litres, la quantité de liquide qui fut ainsi évacuée.

La rupture primitive de la poche fut aggrandie par déchirement, et on trouva plongeant dans un espace celluleux, tomenteux, parcouru de tous sens par des brides celluleuses, les annexes gauches, et l'utérus à peine distinct, accolé à la tumeur solide, qui occupait le côté droit. Il semblait que tous les espaces celluleux péri-utérins jusqu'au fond du cul-de-sac de Douglas, et tout le ligament large gauche, avaient été distendus au maximum, par la collection séro-sanguinolente. Vu l'extrême minceur, l'aspect lisse, et la transparence de la poche, il était difficile d'admettre qu'il s'agit d'un épanchement enkysté par des fausses membranes ordinaires. Pourquoi, d'ailleurs, un liquide séro-sanguinolent et non du sang plus ou moins coagulé, ou visqueux, comme cela se rencontre ordinairement ? Il est vrai que, dans la profondeur du bassin, nous dûmes étancher avec des compresses un liquide, un peu cailleboté, ressemblant à du brai de goudron. Nous reviendrons d'ailleurs, à propos de l'examen des pièces pathologiques, sur l'explication de la nature de cette poche.

Du *côté droit,* nous plaçâmes deux clamps, l'un, le long du bord de l'utérus ; l'autre, le long de la paroi pelvienne ; entre les deux se trouvait comprise la masse solide droite, du volume d'un gros œuf de dinde, qui fut excisée entre les deux clamps ; son pôle inférieur, peu distinct, plongeait dans le tissu cellulaire du pelvis, au sein de caillots noirâtres, mous.

L'extirpation opérée, des ligatures à la soie furent mises sur les parties saisies entre les clans.

L'utérus et les annexes gauches tomenteux, revêtus de caillots adhérents, furent laissés en place.

Toilette soignée du petit bassin tomenteux, infiltré de caillots ; nombreuses ligatures séparées sur des veines qui suintaient.

Suites opératoires. — Elles furent *des plus complexes.* Nous dûmes, à deux reprises différentes, faire la réouverture de l'abdomen. Le lendemain de l'opération, il y eut un tel suintement sanguinolent par le drain abdomino-pelvien, que nous crûmes à une hémorrhagie. Nous dûmes nettoyer le pelvis, à nouveau, et appliquer un tamponnement à la Mckulicz. Malgré cela, l'état général resta grave, le pouls fréquent, une température vespérale élevée, et, vers le 8e jour, voyant que cet état ne s'améliorait pas, nous pensâmes à une rétention et à une infection : une seconde ouverture du ventre *ne nous révéla rien de particulier.* Nous nous contentâmes de faire une toilette soignée du pelvis, un détergement avec des compresses imbibées de sublimé au 1/2000e, de changer le drain, et de refermer.

Pendant quelques jours, il parut se faire une détente : mais bientôt *la fièvre vespérale revint aussi forte qu'auparavant,* de

38° à 39°5. Nous soutînmes les forces de la malade par des injec-tions de sérum journalières, de 500 gr. répétées deux fois. Comme il y avait du muco-pus dans les urines, nous fîmes des lavages vésicaux à la solution au 1/1000ᵉ de nitrate d'argent, et nous donnâmes 2 gr. de salol à l'intérieur. L'aspect des urines se modifia : mais la fièvre vespérale persista plus ou moins, et l'état général resta peu satisfaisant.

On atteignait ainsi *la fin de la quatrième semaine après l'opé-ration.*

Comme, en somme, il n'y avait ni distension du ventre, ni symptômes de péritonite, nous explorâmes les différentes viscères sans résultat.

Enfin, un jour, à une exploration plus attentive, nous déter-minâmes une douleur plus vive dans la région lombo-rénale *gauche,* et nous eûmes l'idée que peut-être existait *un abcès peri-néphrétique ; la malade nous apprit alors, d'une manière très confuse, son passé rénal,* la colique néphrétique, qu'elle avait eue plusieurs années auparavant. Une ponction exploratrice, pratiquée dans la région lombaire, avec une seringue, et une aiguille à ponction rachidienne, *ramena du pus.*

Dès lors, *nous avions l'explication de la fièvre persistante et de l'état général.*

Le 24 juillet, un mois après l'intervention primitive, nous fîmes une longue incision lombaire, par laquelle fut évacué un litre environ d'un pus crémeux et visqueux.

L'incision nous conduisit dans une poche volumineuse, anfrac-tueuse, qu'il fut aisé de reconnaître pour un rein dilaté : il s'agissait d'*une énorme pyo-néphrose,* et non d'un abcès périné-phrétique.

L'exploration nous permit de reconnaître l'existence d'*un calcul ramifié, enclavé dans les calices et le bassinet.* Il avait le volume d'un œuf de poule, et il put être extrait en entier, sauf la frac-ture de quelques prolongements enlevés consécutivement. Toilette, tamponnement iodoformé, deux gros drains.

Quelques jours après, *la fièvre tomba complètement,* et la guérison totale fut obtenue en trois semaines.

Examen des pièces pathologiques. — La masse solide enlevée *à droite* est ovoïde, du volume d'un œuf de dinde. Son pôle supé-

rieur est régulier et saillant dans le bassin; il est revêtu d'une
enveloppe formée par une paroi péritonéale épaisse, et il se con-
tinue avec la trompe, qui rampe à sa surface, en spirale à côté
d'elle se trouve l'ovaire hypertrophié, œdémateux *(voir fig. I)*.

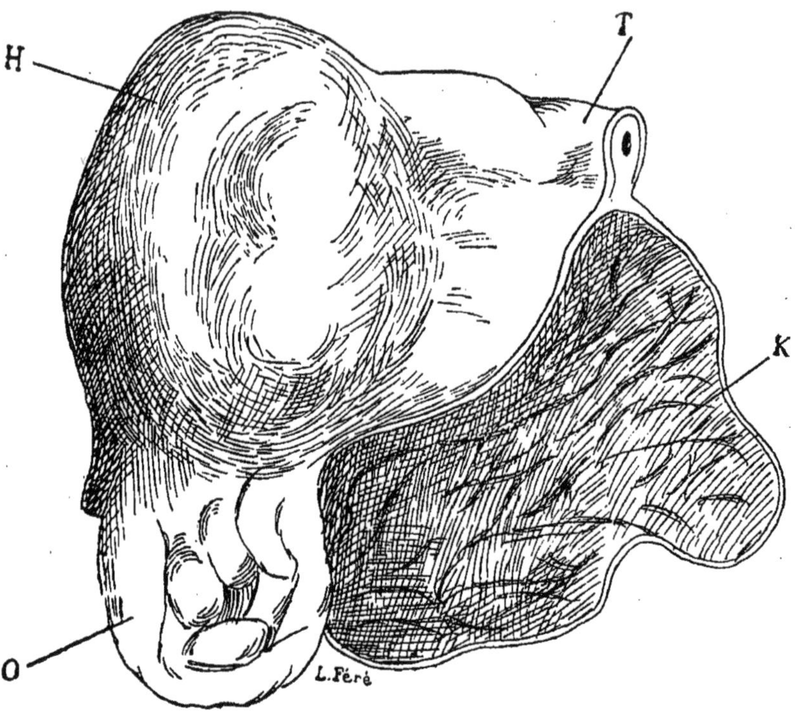

FIG. I. — Grossesse intra-ligamentaire. Vue extérieure. — T, Trompe. —
O, Ovaire. — K, Kyste. — H, Hématome contenant l'œuf.

Ce pôle inférieur de la tumeur plongeait dans le tissu cellulaire du pelvis et est tomenteux ; en arrière de lui, et lui
faisant suite existe la portion enlevée d'une poche, qui faisait
partie du *kyste à contenu sanguinolent*. Cette calotte du volume
des deux poings a des parois assez épaisses en bas, où elles
ont de un à deux millimètres. Cette calotte hémisphérique,
comme nous l'avons dit, était la portion profonde ou pelvienne
du *grand kyste*, déchiré, après l'ouverture du ventre, dont le
reste de la paroi était d'une grande minceur.

La section, selon son grand axe, de la masse solide, sphéroï-
dale, nous a montré qu'elle était constituée par un énorme
caillot de fibrine durcifiée, feuilletée, blanc-rougeâtre, encap-

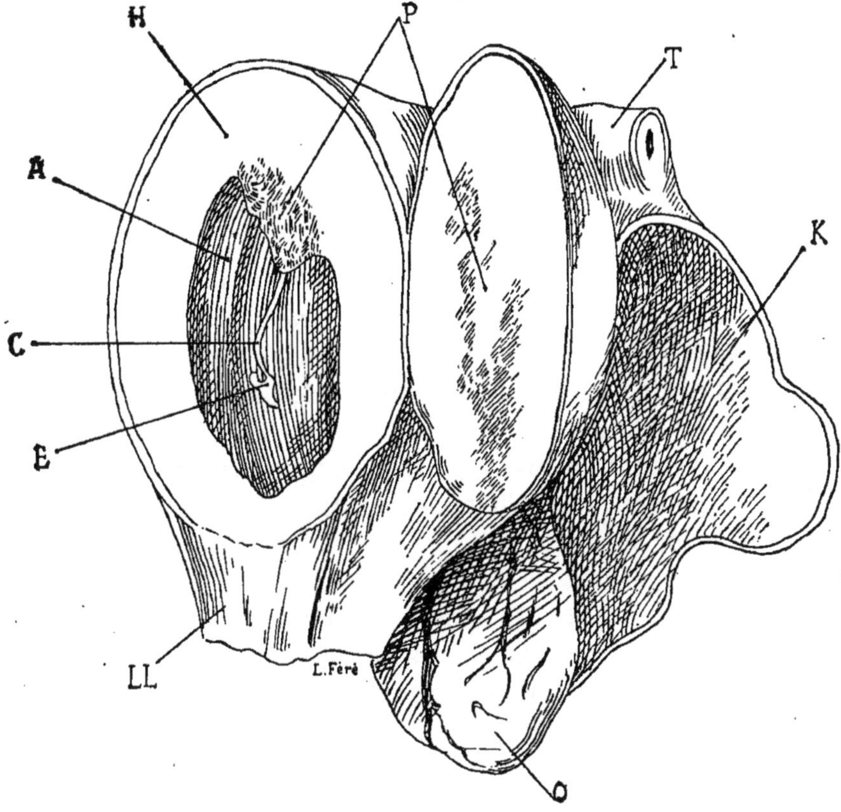

Fig. II. — Grossesse intra-ligamentaire. Section de l'hématome fœtal. —
T, Trompe. — K, Kyste. — O, Ovaire. — L L, Ligament large. —
E, Embryon. — C, Cordon ombilical. — A, Cavité amniotique. —
P, Placenta. — H, Hématome.

sulée, à sa partie supérieure, par la partie externe de la trompe
énormément dilatée *(voir fig. II)*. A son centre, mais près de sa
partie inférieure, on voit une sorte de cavité du volume d'une
petite amande, cruorique. Le lavage nous fait reconnaître là, un
petit placenta de la grandeur d'une pièce de 1 franc, avec son
cordon, et ses villosités *(voir fig. II,* E, P, A, H).

Remarques. — L'examen de la pièce enlevée a bien établi :

1º Qu'il s'agissait d'*une grossesse extra-utérine*, puisqu'au centre du caillot demi-fibrineux, nous avons retrouvé la cavité de l'œuf et le placenta avec ses villosités ;

2º Que celle-ci était *tubaire*, puisque la partie externe de la trompe dilatée coiffait le pôle supérieur de la masse extirpée *(voir fig. I);*

3º Qu'elle *était intra-ligamenteuse*, car l'enveloppe du caillot se continuait avec la partie épaisse de la *poche kystique* (demi-calotte), extirpée en même temps que la tumeur solide, que l'*hématome ;*

4º Quant à l'autre partie de la *poche kystique*, nous avons dit qu'elle était extrêmement mince, transparente et adhérente à l'épiploon et aux anses intestinales : elle contenait, d'ailleurs, dans sa cavité, l'utérus et les annexes gauches. Il s'agissait, sans doute, d'une membrane *adventice*, formée consécutivement. Nous ne pouvons expliquer son existence, qu'en supposant que l'hématocèle intra-ligamentaire, une fois formée, il s'est fait une déchirure, une fissure du ligament large vers sa base, par laquelle le sang a suinté dans le cul-de-sac de Douglas, a rempli le pelvis, couvrant l'utérus et ses annexes, et s'est ensuite entouré, au moins en partie, d'une membrane adventice, de nouvelle formation.

Cette effusion du sang a dû se faire lentement, progressivement : car il n'y a jamais eu, chez notre malade, d'*état cataclysmique*, de syncopes ou de lipothymies, comme cela s'observe ordinairement dans les cas d'*hématocèles para-utérines, avec inondation pelvi-péritonéale.*

. . .

Les deux observations, que nous venons de relater, sont particulièrement instructives.

Dans la première, la grossesse était manifestement *intra-ligamentaire*, et datait de quelques semaines. Elle simula, à s'y méprendre, un abcès du ligament large, dont elle avait le siège, ou une *tumeur péri-salpyngienne*. Il avait existé des symptômes, très manifestes, d'*annexite* du côté correspondant datant de plusieurs mois, et semblant s'être aggravés presque subitement. Ce sont là des symptômes *simulateurs* qu'on observe au début des *grossesses tubaires :* il y a de la douleur, parfois de la fièvre, comme s'il s'agissait d'une véritable salpyngite.

Le diagnostic ne peut se faire, qu'en se basant sur la *rapidité de l'évolution de la tumeur*, son grossissement pour ainsi dire à vue d'œil, et souvent l'*absence de fièvre :* de plus, fréquemment, on constate des *métrorrhagies*, non rares aussi dans les annexites, et parfois, une *dysménorrhée pseudo-membraneuse*, qui n'est autre que l'élimination, parcellaire ou plus ou moins totale, de la *caduque utérine*.

Pour reconnaître le *siège intra-ligamentaire*, on peut s'appuyer sur le palper bi-manuel, et la présence d'une tumeur distendant la base du ligament large, et saillant dans la partie latérale du vagin, tandis qu'elle remonte plus ou moins haut, au-dessus de l'arcade de Fallope : elle est immobile et latérale par rapport à l'utérus, qui reste parfaiment distinct.

La *seconde observation* est relative à une grossesse également *intra-ligamentaire*, de 2 à 3 mois environ, remarquable surtout par son évolution *très accidentée*, par les particularités d'une grave intervention, par la coexistence d'un *kyste séro-sanguin* volumineux, par les suites et complications opératoires, et enfin par la coïncidence d'un *abcès néphretique* et d'un *calcul ramifié du rein*, qui nécessitèrent une seconde intervention, quand la malade était encore sous le coup des *suites graves* de la première opération.

Le siège anatomique et les rapports du *kyste sanguin*, voisin de l'*hématome fœtal*, était assez particulier, puisqu'il englobait l'utérus et les annexes *gauches*, alors que l'hématocèle était à *droite*.

Une observation du D^r Le Bec, publiée dans le travail de

Jayle et Delherm, permet de se rendre mieux compte des particularités de notre cas. Il s'agissait d'une *grossesse extra-utérine intra-ligamentaire, ayant cinq mois d'évolution.*

Voici ce que constata Le Bec, au moment de la laparotomie : « Le ligament latéral gauche est soulevé par le kyste fœtal, qui aurait été rompu antérieurement, à en juger par la présence de caillots libres dans le péritoine. Du ligament large gauche, auquel elle adhère, la tumeur passe derrière l'utérus et le ligament large droit, sans adhérer ni à l'un ni à l'autre ; elle remonte en haut à l'ombilic ; sa surface est doublée du placenta ; on le voit par transparence... »

Et à l'autopsie : « Elle montra que la grossesse en question est une *grossesse intra-ligamentaire gauche ;* on reconnaît que le kyste fœtal reposait *sur le plancher du périnée et remontait entre l'utérus et le rectum.* Il était fermé en haut *par une fausse membrane,* formant cloison au-dessous de l'intestin grêle. L'ovaire gauche ne put être retrouvé. La trompe gauche *est rompue* à cinq centimètres environ de l'utérus, et se perdait dans les parois du kyste. Le placenta occupait la face antérieure et le sommet de la poche, et avait été traversé en son milieu par l'opérateur. »

Ce fait de Le Bec est, en beaucoup de points, comparable au nôtre : il montre que, dans la *grossesse intra-ligamentaire,* après distension des feuillets du ligament large par le kyste fœtal, celui-ci peut se rompre, donnant lieu à une hématocèle, qui se répand autour de l'utérus et derrière lui, derrière les ligaments larges; et qui est susceptible de s'enkyster consécutivement par une *membrane adventice,* la séparant des anses grêles.

Dans d'autres cas, l'hématocèle décolle les feuillets du ligament large le long de la paroi pelvienne et dédouble les mésentères des colons ascendants ou descendants, du rectum, et déplace ces intestins, qui, dès lors, se trouvent *en ectopie, en avant ou sur les côtés du kyste fœtal.*

Assez souvent, l'hématocèle descend vers le plancher du bassin, entoure le vagin, ou sort du bassin par ses diverses échancrures, ou encore remonte dans les fosses iliaques. On est en présence d'une des formes de l'*hématocèle externe ou sous-péritonéal* de Bernutz, Nonnat, Kuhn, Lacoste, Ball, et décrites par Poncet dans sa thèse d'agrégation (1878).

*
* *

Enfin, notre cas montre, que la *grossesse intra-ligamentaire* dans les premiers mois, peut présenter, à l'observation, DEUX TUMEURS :

1º L'une, intra-ligamentaire, solide, formée de caillots feuilletés, concentriques : *hématome fœtal ;* 2º l'autre, plus étendue, consécutive à la rupture de la poche fœtale, constituée par *un kyste,* souvent volumineux, à parois en partie *adventices,* contenant un liquide sanguin ou séro-sanguin, avec des caillots diffluents ou noirâtres, parfois semblables à du brai de goudron, kyste englobant l'utérus et les annexes, et soulevant les anses intestinales, assez semblable aux poches adventices des hématocèles intra-péritonéales. En un mot, il y a une *tumeur intra-ligamentaire* ou *sous-péritonéale,* et un *kyste péritonéal,* par rupture de la poche primitive.

Notons, en terminant, que, dans nombre de cas, l'évolution de la *grossesse intra-ligamentaire est tout à fait* SILENCIEUSE ; et, en tout cas, offre une réaction péritonéale et inflammatoire moins accusée que les grossesses tubaires vulgaires. On peut admettre, que le développement intra-ligamentaire du kyste fœtal, est plus facile que s'il occupe la trompe ou l'ovaire.

On s'explique ainsi, que Jayle et Delherm aient pu réunir *onze cas* de *grosesses intra-ligamentaires, ayant atteint plus de cinq mois,* assez souvent arrivant jusqu'à terme, et parfois n'étant reconnues et opérées, que longtemps après le terme, et les douleurs de l'accouchement, jusqu'à 15 ou 18 mois après la conception, comme ils en rapportent des exemples.

Dans ces derniers cas, les troubles occasionnés par la mort du fœtus sont, en général, peu intenses ; et, c'est l'existence constatée d'une TUMEUR, d'un KYSTE VOLUMINEUX, qui conduit le chirurgien à une intervention.

9 782019 973223